<u>Erste Hilfe</u>

<u>bei</u>
<u>lebensrettenden Sofortmaßnahmen</u>

Eine Einführung für Trainer, Ausbilder und Interessierte

Christoph Palmert

Bibliografische Information der Deutschen Nationalbibliothek
Die Deutsche Nationalbibliothek verzeichnet diese Publikation in
der Deutschen Nationalbibliografie; detaillierte bibliografische
Daten sind im Internet über http://dnb.d-nb.de abrufbar.

2.Auflage September 2008
© 2008 Christoph Palmert

Text und Grafiken: Christoph Palmert

Herstellung und Verlag: Books on Demand GmbH, Norderstedt

ISBN: 978-3-8370-4735-6

Inhalt

4

Vorwort

Das vorliegende Buch stellt keinen Anspruch auf Vollständigkeit. Es soll ein Leitfaden für alle sein, die sich mit dem Thema lebensrettende Sofortmaßnahmen (LSM) beschäftigen.

Darunter fallen vor allem Trainer und Ausbilder der LSM. Diesen Menschen soll das Vorliegende helfen sich auf Kurse vorzubereiten und Neueinsteigern eine erste Hilfestellung gewähren einen eigenen Kurs zu strukturieren. (**Mögliche Fragen an Kursteilnehmer sind aus diesem Grunde fett hervor gehoben**)

Das Fachliche eines Kurses der LSM ist schnell gelernt, die Problematik allerdings besteht häufig darin einen Kurs interessant und lehrreich zu gestalten. Ein Großteil aller Kursteilnehmer besteht aus Menschen, die den Kurs für die Führerscheinprüfung benötigen. Eine Anmeldung zur Prüfung ist ohne einen Kurs der LSM nicht möglich. Gerade aus diesem Grund stellt der Kurs für die Teilnehmer ein nötiges Übel dar, den es häufig nur zu überstehen gilt.

Dennoch sind die Grundlagen der LSM, dem „kleinen 1x1" der ersten Hilfe, essentiell für Jeden, der am Straßenverkehr teilnehmen möchte. Das Ziel eines jeden Kurses sollte es also sein die Teilnehmer zu sensibilisieren und aufzuzeigen, warum ein Pflichtkurs tatsächlich positive Ergebnisse liefern kann. Ziel des Kurses sollte es sein, den Teilnehmern die Angst vor einer Notfallsituation zu nehmen und zu zeigen, dass jede Hilfe immer besser ist als gar keine. Ein Helfer kann nie wirklich etwas falsch machen, sollte er nicht gerade grob fahrlässig handeln.

Die Erfahrungen des Autors aus zahllosen Kursen der LSM zeigen, dass gerade dieser Aspekt die Freude und Motivation bringen kann, die es braucht, um konstruktiv miteinander arbeiten zu können. Menschen, die keine Angst vor Notfällen haben, weil sie wissen, dass sie nur Gutes leisten können, werden im Notfall wohl auch eher helfen, auch wenn die quantitativ wohl kaum zu belegen sein wird. Natürlich ersetzt ein Buch nicht die praktischen Erfahrungen, die nur ein Kurs liefern kann.

Dennoch richtet sich das vorliegende Buch auch an Menschen, die einen lang vergangenen Kurs wieder auffrischen möchten. Der Autor hofft ihnen wertvolle Tipps mit an die Hand zu geben und vielleicht zu zeigen, wie sinnvoll es sein kann einen Kurs erneut zu besuchen. Auch für Neulinge auf dem Gebiet der LSM kann dieses Buch einen wertvollen Einstieg bieten. Zu diesem Zwecke wird im Folgenden extra auf allzu hochnäsige Fachbegriffe verzichtet. Denn geholfen wurde durch die Verkomplizierung von Sachverhalten noch niemandem!

Viel Spaß beim Lesen und Üben!

Ihr

Christoph Palmert

Einführung

Einen Kurs der Lebensrettenden Sofortmaßnahmen muss jeder machen. Jeder, der einen Führerschein erwerben möchte. Ohne diese Qualifikation ist die Anmeldung zur Führerscheinprüfung unmöglich. Aber warum muss dieser Schein erworben werden? Sie werden demnächst, je nach Alter, 30, 40 oder mehr Jahre Autofahrer sein, und die Teilnahme am Straßenverkehr birgt Gefahren. Schnell kann man in die Situation kommen Hilfe zu benötigen oder selber Hilfe leisten zu müssen.

Deshalb ist es wichtig Grundkenntnisse im Umgang mit Personen zu haben, denen geholfen werden muss. Viel wichtiger aber ist es Angst im Umgang mit dieser Personengruppe abzubauen. Denn, und das werden wir noch sehen, falsch machen kann man eigentlich nichts. Jede Hilfe, die geleistet wird, ist immer besser als gar nichts zu tun.

Was aber kann ein Grund sein keine erste Hilfe zu leisten? An einem Menschen, der offensichtlich Unterstützung benötigt, einfach vorbei zu gehen? Sicherlich gibt es da viele Argumente. Gerade diejenigen von uns, die in Großstädten wohnen und dort täglich mit Menschen konfrontiert werden, die an Straßenecken liegen und auf der Straße wohnen stumpfen irgendwann ab. Man verliert das natürliche Mitgefühl und registriert irgendwann vielleicht auch diejenigen nicht mehr, die akute Hilfe benötigen. Aber auch die Angst vor dem Fremden kann uns davon abhalten zu helfen. Einer fremden Person nahe zu kommen ist in jedem Lebensbereich schwierig, denken wir da nur an den Umgang mit neuen Bekanntschaften. Gerade aber der Umgang mit Kranken oder Verletzten macht diesen Sachverhalt noch schwieriger. Denn wie sieht eine Person aus, die aufgrund einer Erkrankung oder Verletzung Hilfe braucht? Im besten Falle ist sie nur blass, wahrscheinlich aber sind auch andere unangenehme Dinge mit im Spiel wie Blut, Erbrochenen, Kot oder Urin. All diese Dinge machen es nicht einfacher einer Person zu helfen, gerade wenn man selber ungeübt im Umgang mit solchen Situationen ist. Gerade diese fehlende Praxis kann dazu führen, dass die Angst hinzu kommt einen Fehler zu machen, die Person nicht fachgerecht zu versorgen und ihr vielleicht noch mehr zu schaden. Wir werden aber im Laufe unserer Entdeckungen feststellen, dass dieses Argument eigentlich keine Rolle spielt. Wenn man etwas überlegt handelt, kann es nur nutzen, niemals schaden. Dazu kommen sicherlich auch noch ein paar praktische Kenntnisse, die sich aber in einem Kurs der LSM schnell erlernen lassen.

Was auf der anderen Seite kann uns dazu bewegen zu helfen? Als erstes sind wir dazu verpflichtet zu helfen. Der Gesetzgeber erwartet von uns erste Hilfe zu leisten. Immer! Keine Zeit, keine Lust sind dabei keine Argumente. § 323c des Strafgesetzbuches fordert jeden Bürger verbindlich auf im Notfall seinen Mitmenschen zu helfen. Eine unterlassene Hilfeleistung wird mit bis zu einem Jahr Gefängnis und bis zu 40.000€ Geldstrafe geahndet. Sicher ein Argument, dennoch haben sicherlich wenige von uns bisher einen Polizeiwagen gesehen, der hinter einer Unfallstelle lauert und all diejenigen verurteilt, die nicht stehen bleiben und helfen. **Was also treibt uns an zu helfen, wenn nicht die Angst vor Bestrafung?** Was wollte man, wenn man selber Hilfe braucht, am Wenigsten? Dass alle an einem vorbei laufen. Das Argument der Empathie kommt hier zum Zuge. Das Gefühl nämlich wie jemand anderes sich in einer bestimmten Situation fühlt. Wenn wir möchten, dass uns im Fall des Falles geholfen wird, dann werden wir auch sicherlich helfend auf andere zugehen, wenn sie unsere Hilfe benötigen.

1.1 Was ist ein Notfall?

Wir sollten in einem Notfall also helfen. **Aber was genau ist eigentlich ein Notfall?** Was muss gewährleistet sein, damit wir von einem Notfall sprechen können? Jetzt fällt Ihnen mit Sicherheit eine ganze Palette von praktischen Fällen ein. Versuchen wir es aber mal auf das Wesentliche zu reduzieren…

Ein Notfall ist immer die Situation, aus welcher sich eine Person nicht mehr eigenständig befreien kann. Der Grund dafür ist erst einmal völlig egal. Unfall, Erkrankung und vieles mehr können eine Person in eine Situation der Hilflosigkeit führen. Befindet sich eine Person in einer Situation der Hilflosigkeit, spielt auch immer der Faktor „Zeit" eine wichtige Rolle. Denn eine hilflose Person befindet sich automatisch auch immer in einer lebensbedrohlichen Situation. Vielleicht nicht sofort oder in fünf Minuten, aber früher oder später bestimmt. Denken wir dabei an die nette alte Dame von nebenan die abends nach dem Duschen im Badezimmer stürzt. Eine lebensbedrohliche Situation? Nein! Liegt diese Dame aber nach zwei Tagen immer noch dort, weil Sie es nicht schafft das Telefon zu erreichen und sich sonst niemand um Sie kümmert, so befindet Sie sich in einer ihr Leben bedrohenden Situation, denn die Verletzung, die Sie in die Hilflosigkeit erlitten hat zusammen mit dem Mangel an Flüssigkeit können zu einem tödlichen Ausgang der Situation führen.

Ein Notfall ist also immer eine Situation aus der sich eine Person aus eigener Kraft nicht mehr befreien kann. Diese führt, wenn keine Hilfe geleistet wird, immer zu einer tödlichen Bedrohung für das Opfer.

Denken wir nun an praktische Situationen, die eine Person in eine Hilflosigkeit führen können. Welche Kategorie wird wohl dominieren. Aber erst einmal: Welche Kategorien gibt es überhaupt? Wenn wir versuchen alles was uns einfällt grob zusammen zu fassen kommen wir auf drei Hauptkategorien. Da sind zum einen Unfälle, die zu einem Notfall führen können. Die Beschreibung einer konkreten Situation sei der Phantasie eines Jeden selber überlassen. Dann gibt es die akuten Erkrankungen. Hier gehören vor allem die Erkrankungen dazu, die das Herz-Kreislauf-System betreffen, also der Schlaganfall und der Herzinfarkt. Diese Kategorie macht die häufigste Entstehung von Notfällen aus. Aber dazu später noch mehr. Die dritte Kategorie sind die Vergiftungen. Auch hier kann der Leser erst einmal seiner Phantasie freien Lauf lassen. Wir kommen später noch auf die Versorgung von Vergiftungen zurück.

1.2. Die Top-3

Was aber sind die am meisten gefährdeten Teile im und am menschlichen Körper. Da fällt Jedem sicherlich eine Vielzahl von Dingen ein. Wir haben Arme und Beine, einen Kopf mit Gehirn, ein Herz, Lunge, Leben, Magen, Darm, Nieren und noch viele andere Dinge. **Was aber von diesen Dingen ist am meisten gefährdet, was sollte immer funktionieren?**

Wenn wir eine Top-3 der genannten Körperteile erstellen sollten kämen wir schnell auf das Ergebnis, das Lunge, Herz und Gehirn die wichtigsten Organe des menschlichen Körpers sind. Warum? Sie bilden den uns allen bekannten Kreislauf. Wie dieser funktioniert ist im groben wohl auch Jedem klar. Wir atmen die Luft, die uns umgibt, ein. Der Stoff, den wir am nötigsten brauchen, ist der Sauerstoff. Dieser gelangt über die Lungen ins Blut. Dort nutzt er uns aber noch nicht allzu viel, denn er muss dorthin gelangen, wo er hingehört, zu den einzelnen Organen. Diesen Transport übernimmt das Herz, das wie eine Pumpe funktioniert und das Blut mit dem Sauerstoff durch das Gefäßsystem transportiert. Das Ziel des Ganzen ist es nun das Gehirn immer mit Sauerstoff zu versorgen.

Wie sieht es nun mit den anderen Organen aus? Leber, Nieren, Magen, Darm. Egal, brauchen wir nicht, raus damit? Natürlich nicht, all diese Organe sichern das menschliche Überleben, ohne sie kommen wir nicht aus. Hier kommt aber der bereits angesprochene Faktor „Zeit" zum tragen, denn fällt die Leber theoretisch spontan aus, so macht uns dieser Zustand erst einmal gar nichts. Die Leber entgiftet den Körper, erfüllt Sie ihre Funktion nicht mehr, vergiftet sich der Körper also zwangsläufig. Dies aber ist ein langwieriger Prozess, der akut keine Schäden verursacht. Setzt dagegen das Herz spontan aus ist das eine Situation die dazu führt, dass das Überleben des gesamten Organismus nicht mehr gesichert ist. Steckt Ihnen aber spontan ein Messer in der Leber ist dies eine lebensbedrohliche Situation. Warum, wir haben doch gesehen, dass die Funktion der Leber akut nicht allzu wichtig ist. Dabei bleibt es auch, eine Stichverletzung der Leber allerdings führt immer zu einem Blutverlust. Ist nicht mehr genug Blut da, um genügend Sauerstoff zu transportieren, bricht der oben beschriebene Kreislauf zusammen. Wir sehen also, dass Maßnahmen im Notfall wohl immer etwas mit der Sicherstellung eines funktionierenden Kreislaufes zu tun haben.

Wie wir gesehen haben ist das Ziel des Kreislaufes immer für die Versorgung des Gehirns mit Sauerstoff zu sorgen. **Denn was geschieht mit Gewebe, welches nicht mit Sauerstoff versorgt**

wird? Es stirbt ab. Das Problem bei unserem Gehirngewebe ist es nun, dass sich Gehirngewebe im Speziellen und Nervengewebe im Allgemeinen (Gehirngewebe ist also Nervengewebe), nicht mehr regenerieren, also neu entstehen kann. Was passiert, wenn wir uns in den Finger schneiden? Eine Wunde entsteht, vielleicht blutet es, das Ganze ist aber, je nach Tiefe des Schnitts, recht schnell wieder vergessen. Es bilden sich neue Zelle, die die Wunde wieder verschließen. Diese Fähigkeit hat unser Gehirn nicht; Gewebe, das einmal verloren gegangen ist, kann nicht reproduziert werden, der Schaden, der entstanden ist, ist unwiderruflich.

Wie lange kommt unser Gehirn nun ohne Sauerstoff aus? Eine klare Antwort ist hier nicht zu geben, als Mittelwert aber kann man einen Zeitraum von ungefähr vier Minuten veranschlagen. Vier Minuten, in denen der Körper genug Sauerstoffreserven hat, um das Gehirn weiter zu versorgen. Nach diesen vier Minuten beginnen die abbauenden, degenerativen Prozesse im Gehirn die nicht mehr rückgängig zu machen sind. Als Faustregel kann man sagen, dass mit jeder Minute, die das Gehirn ohne Sauerstoff auskommen muss, die Überlebenswahrscheinlichkeit um zehn Prozent (10%) sinkt. Nach knapp 15 Minuten befinden wir uns also bei einer Überlebenswahrscheinlichkeit von null Prozent (0%).

Wer von Ihnen schon einmal einen Rettungswagen oder Krankenwagen rufen musste, weiß, wie sich die Minuten bis zum Eintreffen ziehen. Da es in Deutschland aber für fast Alles ein Gesetz oder eine Verordnung gibt, kann auch hier eine Aussage getroffen werden, wie lange es wohl braucht bis das Rettungsmittel eintrifft. Es sollte innerhalb acht Minuten vor Ort, also bei Ihnen, sein. Da ein Rettungswagen auch nichts anderes ist als ein großes Auto, unterliegt es den gleichen Gesetzen wie ihr

Auto, sehen wir mal von der Möglichkeit ab sich um rote Ampeln nicht kümmern zu müssen. Aber auch ein Rettungswagen kann bei schlechtem Wetter nicht vorwärts kommen. Vielleicht schneit es, es ist glatt oder die Straße ist blockiert. All das kann dazu führen, dass die acht Minuten nicht eingehalten werden können. Ein Vorwurf wäre hier niemandem zu machen. Auf der anderen Seite wohnt man vielleicht direkt in der Nähe einer Rettungswache und der Wagen ist bereits nach zwei Minuten da.

Wir haben nun also zwei Zahlen. Zum einen vier Minuten, die unser Gehirn ohne Sauerstoff auskommen kann. Zum anderen acht Minuten, die ein Rettungswagen theoretisch braucht, um uns zu erreichen. Was zeigt uns das nun? Es zeigt, wie wichtig die erste Hilfe ist, die vor Ort, akut geleistet werden kann. Der schnellste Rettungswagen, mit dem besten Notarzt, der ins großartigste Krankenhaus fährt, kann nichts mehr ausrichten, wenn der Kreislauf zu lange zusammengebrochen und so das Gehirn mit Sauerstoff unterversorgt war. Wichtig ist, dass etwas sofort passiert. Und wer ist derjenige, der diese Hilfe akut vor Ort leisten kann? Sie! Denn nur wenn eine Erstversorgung geschieht, kann garantiert werden, dass die verletzte Person nach dem Unfall, oder was auch immer widerfahren ist, das Leben weiter führen kann, welches Sie vor der Notfallsituation kannte und schätzte. Die erste Hilfe vor Ort, ausgehend von denen, die dabei sind, also wir, rettet Leben.

2. Praktisches

2.1. Stau

Nun haben wir viel darüber gesprochen was ein Notfall ist und das wir helfen sollten und müssen. Werden wir endlich etwas praktischer.

Stellen Sie sich vor Sie sind auf einer Autobahn, im Stau. Aus dem Radio erfahren Sie, dass dieser Stau acht Kilometer lang ist. Sie sehen keinen Anfang und kein Ende, stehen also ziemlich in der Mitte des Staus. **Was ist nun ihre Aufgabe als Autofahrer?** Neben dem Aufregen nicht viel. Allerdings müssen Sie Platz machen, wenn von hinten ein Rettungsmittel, wie zum Beispiel die Feuerwehr, der Rettungsdienst oder die Polizei sich den Weg bahnen muss. Und wie geschieht das? Sie bilden, zusammen mit allen anderen Leidensgenossen, die sogenannte Gasse, also einen freien Weg für das Blaulicht. Diese Gasse bildet sich zwischen der linken und der rechten Spurt. Auf einer zweispurigen Autobahn also in der Mitte zwischen den zwei Streifen. **Wie ist es nun auf Bahnen mit mehr als zwei Spuren?** Die Gasse bildet sich immer zwischen der ganz linken und der davon rechten Spur. Alle Verkehrsteilnehmer fahren also nach rechts. Außer links, die fahren nach… links! Dieses System ist obligatorisch, denn auf eine Variante, die alle einhalten, muss man sich ja nun einmal einigen. Links fährt nach links, alle anderen Spuren fahren nach rechts. Dies gilt bei zweispurigen Autobahnen genauso wie bei mehrspurigen.

2.2. Die Landstraßensituation/Absichern einer Unfallstelle

Viel getan haben wir aber noch immer nicht. Außer nach links oder nach rechts zu fahren.

Stellen wir uns nun also eine andere Szene vor. Wir sind nachts auf einer Landstraße. Es ist stockdunkel und kalt. Dann sehen Sie einen Wagen am rechten Fahrbahnrand. Der Wagen ist in einen Graben gefahren. Aus dem Motorraum dringt leichter Qualm. Was ist nun zu tun?

Als logische erste Konsequenz halten Sie an. Wo tun Sie dies am sinnvollsten? Vor dem Unfallwagen oder, nachdem Sie an ihm vorbei gefahren sind, dahinter? Für beide Varianten gäbe es mehr oder weniger stimmige Erklärungen, die sinnvollere aber ist vor dem Wagen anzuhalten, ihn also nicht zu überholen. So haben Sie die Möglichkeit den Verkehr auf Ihrer Spur bereits von Weitem durch ihre aktiviert Warnblinkanlage zu warnen. **Wie weit vom Unfallwagen sollten Sie den Wagen stoppen?** Hier ist es wichtig keinen zu kleinen oder zu großen Abstand einzunehmen, deshalb sollte man seinen Wagen circa 10 Meter hinter dem Unfallwagen zu stehen bringen. **Warum nicht mehr oder weniger?** Halten Sie zu weit vom verunglückten Wagen entfernt an entsteht eine Lücke, die es anderen Verkehrsteilnehmern ermöglicht zwischen ihrem und dem Unfallwagen wieder einzuscheren. Die Unfallstelle ist also wieder nur unzureichend gesichert. Halten Sie zu wenig

Abstand ein bringen Sie sich selber in Gefahr. Genau das aber wollen wir zu jeder Zeit vermeiden. Es ist wichtig eine Notfallstelle immer so abzusichern, dass weder Sie als Helfer noch der ohnehin schon Verletzte noch weiter gefährdet werden, niemandem wäre damit geholfen. Aus diesem Grunde halten Sie 10 Meter entfernt vom Unfallfahrzeug an. So haben Sie sich einen sicheren Bereich geschaffen, in dem Sie sich relativ sicher zwischen Ihrem und dem anderen Auto bewegen können, ohne ständig auf den rückwärtigen Verkehr achten zu müssen. In dieser sicheren Zone zwischen den beiden Autos ist trotzdem eine so weite Distanz gewährleistet, sodass ihr Auto nicht gefährdet ist, sollte es bei dem Unfallwagen zu Bränden kommen. Sie sichern durch die beschriebene Parkposition ihren Versorgungsplatz für den Verletzten ab. Denn sollte von hinten noch jemand auf ihren Wagen auffahren, was leider immer wieder passiert, haben Sie gewährleistet, dass Ihr Wagen weit genug vom Unfallwagen weg steht, so dass er nicht auf diesen geschoben werden kann, oder Sie Gefahr laufen zwischen den beiden Fahrzeugen eingeklemmt zu werden. Sie halten also 10 Meter vor dem verunglückten Fahrzeug an. Was können Sie jetzt noch tun, um die Unfallstelle abzusichern? Das Warndreieck aufstellen, das man, da es vorgeschrieben ist, immer dabei hat. **Wo stelle ich nun dieses Warndreieck auf?** Wir haben gesagt wir befinden uns auf einer Landstraße, also stellen Sie das Warndreieck 100 Meter in die Richtung auf, aus der Sie gekommen sind. Wie können Sie diese 100 Meter bestimmen? Sie könnten ihre Schritte zählen, eine Technik, die aber sehr ungenau ist und versagen kann, wenn man sich, auch aufgrund der angespannten Situation, verzählt. Zum Glück gibt es eine wesentlich einfachere Art und Weise Entfernungen zu erkenne, nämlich an den sogenannten Leitpfosten (oder auf „Schlau": Xylomigrant). Diese stehen auf allen deutschen Straßen außerhalb geschlossener Ortschaften in einem Abstand von 50 Metern. Sie lassen also zwei dieses Xylomigranten hinter sich bevor Sie das Warndreieck aufstellen. Dieses sollte allerdings schon vor seinem Transport im oder am Auto aufgebaut worden sein. So können Sie zum einen gewährleisten, dass Sie die nicht allzu schwierige Konstruktion problemlos bewältigen, Sie haben ja Licht im Auto, zum anderen schützen Sie sich selber zusätzlich. Dieser Schutz geschieht dadurch, dass Sie das aufgebaute Warndreieck vor ihrer Brust zu der Stelle tragen können, an der Sie es aufstellen. So gewährleisten Sie, dass entgegenkommende Autos ihr Warndreieck, und damit auch Sie, anleuchten und Sie so auf sich aufmerksam machen. Den Rückweg treten Sie am besten abseits der Fahrbahn an. Einen zusätzlichen Schutz hierbei bietet die bekannte Warnweste. Diese ist momentan in Deutschland für private PKW keine Pflicht. Lediglich gewerblich genutzte Wagen müssen so viele Westen mit sich führen wie Personen im jeweiligen Fahrzeug zulässig sind. Trotzdem ist es ratsam eine solche Weste immer im Auto dabei zu haben. Diese sind schon für unter einem Euro zu haben und retten im Zweifelsfalle ihr Leben.

Sie haben nun also angehalten, die Unfallstelle ist abgesichert. Nun wird es Zeit sich um den oder die Insassen des PKW zu kümmern. Als erstes müssen Sie sich einen Überblick verschaffen. Wie geht es dem Insassen? Ist er oder sie bei Bewusstsein oder nicht? Personen, die bewusstlos sind, werden immer aus einem Auto gerettet, denn eine Bewusstlosigkeit ist immer eine potenziell lebensbedrohende Situation. Warum dies eine gefährliche Situation ist, werde ich zu einem späteren Zeitpunkt erläutern. Aber auch wenn eine Gefahr vom Fahrzeug ausgeht, holen wir verunglückte Personen immer aus einem Wagen heraus, um so sicher zu gehen, dass weder wir noch der Verunglückte weitere Wunden davon trägt. Diese Rettung aus einem Fahrzeug erfolgt mit dem sogenannten Rautek Rettungsgriff. Hier sind wir also an der ersten Stelle angekommen an der eine schriftliche Auseinandersetzung mit den lebensrettenden Sofortmaßnahmen scheitert, denn hier ist eine

> **Praktische Übung des Rettungsgriffs**

nötig. Wenn Sie den Griff perfekt beherrschen, ist das die optimale Situation, wenn nicht, überlegen Sie sich, wie Sie sich diese fehlende Praxis aneignen können.

2.3. Der Notruf

Wir haben unsere Situation auf der Landstraße also schon ganz gut im Griff. Wir haben die Unfallstelle abgesichert und den oder die Verletzten, je nach Situation, eventuell aus dem PKW gerettet. Nun folgt die eigentliche Erste Hilfe, die wir an dieser Stelle aber erstmal einfach weglassen. Wir werden auf Sie im Weiteren noch ausführlich zu sprechen kommen. Was fehlt uns nun noch? Bisher sind wir mit der Situation noch ziemlich allein. Sie müssen also Hilfe verständigen, einen Notruf absetzen. Wir können uns jetzt Fragen, warum dieser Notruf erst jetzt, zu diesem späten Zeitpunkt abgesetzt werden soll, das Handy bietet uns ja die Möglichkeit bereits beim Parken an der Unfallstelle die Rettung zu verständigen. Das ist richtig. Das vorgestellte System

> Anhalten / Absichern

> Retten / Bergen

> Erste Hilfe

➢ Notruf

scheint im Zeitalter der mobilen Kommunikation ziemlich veraltet, stammt es doch aus einer Zeit, manche von Ihnen mögen sich sogar noch an Sie erinnern, in der nicht Jeder ein, zwei oder mehr Mobiltelefone besaß. Damals musste man, um einen Notruf abzusetzen, die Unfallstelle noch verlassen, was natürlich erst ging, wenn ein potenziell Verletzter versorgt war. Heute dagegen ist es möglich einen Notruf jederzeit abzusetzen. Wann aber macht dies erst einen Sinn, was können Sie der Leitstelle an der anderen Seite des Hörers mitteilen wenn Sie den Notruf zu einem sehr frühen Zeitpunkt absetzen? Außer Ihrem Namen und der Straße auf der Sie sich befinden nicht viel. Es macht also erst Sinn die Rettung zu verständigen wenn man möglichst viele Informationen zusammengetragen, also sich einen Überblick über die Situation verschafft hat. Ziel ist es immer das richtige Rettungsmittel zu verständigen, das spart Zeit, und Zeit ist das an dem man in einer Notfallsituation immer sparen sollte. Deshalb sollten Sie sich stets der wichtigsten Notrufnummern bewusst sein. Diese sind in Deutschland die 112 und die 110. Mit der 110 verständigen Sie die Polizei, mit der 112 die Feuerwehr und den Rettungsdienst. Die Nummer der Wahl bei einem medizinischen Notfall ist also immer die 112. Sollten Sie im Eifer des Gefechts versehendlich die 110 wählen, stellt das auch kein großes Problem dar, die Polizei wird auch alles Weitere veranlassen. Allerdings geht dadurch wieder Zeit verloren, die nicht effektiv genutzt werden kann. Im Notfall sollte man sich also immer der 112 besinnen.

Wie können wir nun einen Notruf absetzen? Hier kommt als erste Möglichkeit das bereits weiter oben angesprochene Handy ins Spiel. Was muss ihr Mobiltelefon alles „können", damit Sie in der Lage sind einen Notruf abzusetzen? Es braucht lediglich

Strom, also der Akku muss so geladen sein, dass ein Telefonat möglich ist. Sonst braucht es keinerlei Voraussetzungen. Sie benötigen kein Netz, keinen Empfang, kein Guthaben auf einer eventuellen Prepaid-Card, denn ein Notruf ist immer kostenfrei. Auch der Empfang spielt keine Rolle, denn ihr Mobiltelefon wählt sich im Falle eines Notrufes in das Netz ein, dass, an der Stelle an der Sie sich gerade befinden, am stärksten empfangen wird. So kann gewährleistet werden, dass ein Notruf vom Handy fast immer möglich ist, wenn Sie sich nicht gerade unter Tage befinden. Wollen Sie für einen Notruf ein fremdes Handy benutzen, besitzen dafür aber, aus welchen Gründen auch immer, nicht die PIN, stellt auch dies im Falle eines Notrufs kein Problem dar. Mobiltelefone haben die Funktion, dass man statt der PIN einfach die Notrufnummer wählt und so Verbindung aufgebaut werden kann. Wir sehen also, ein Notruf vom Mobiltelefon ist immer möglich, solange das Gerät noch einen funktionierenden Akku hat.

Eine weitere gute Notrufmöglichkeit stellt die sogenannte Notrufsäule dar. Diese stehen auf allen deutschen Autobahnen in einer maximalen Distanz von zwei Kilometern voneinander. **Wie weit ist so eine Säule also im schlimmsten Falle von ihnen entfernt?** Richtig, ein Kilometer. Um herauszufinden in welche Richtung die am nächsten gelegene Notrufsäule angebracht ist muss man einfach den kleinen Pfeilen auf den Leitpfosten folgen. Zeigen diese nach links, geht man nach links, zeigen diese nach rechts, geht man nach rechts.

Eine letzte Variante die hier vorgestellt werden soll um einen Notruf abzusetzen sind die bekannten Telefonzellen. Für Sie gilt das Gleiche, wie wir bereits für das Handy besprochen haben. Hier brauchen wir uns allerdings nicht um die Stromversorgung zu sorgen, die sollte wohl immer gewährleistet sein. Ansonsten gelten dieselben Voraussetzungen, man braucht weder Telefonkarte noch Bargeld, denn auch hier ist ein Notruf selbstverständlich kostenlos. Einfach den Hörer abnehmen und die Notrufnummer wählen.

2.3.1. Die W-Fragen

Was müssen Sie der Leitstelle nun mitteilen, wenn Sie, auf welche Art und Weise auch immer, es geschafft haben einen Notruf abzusetzen? Hier kommen die fünf berühmten „W-Fragen" zu Zuge:

- **Wo** geschah es?
- **Was** geschah?
- **Wie viele** Personen sind betroffen?
- **Welche** Art der Erkrankung/Verletzung liegt vor
- **Warten** auf Rückfragen!

Fairerweise muss man sagen, dass es sich bei der fünften um keine wirkliche Frage, sondern eher um eine Aussage handelt, nämlich das Warten auf Rückfragen.

Ich sollte also angeben **Wo** ist etwas erfolgt. Dazu nennen Sie einfach die Adresse, sollten Sie sich in einem Haus oder einer bewohnten Straße befinden. Sind Sie dagegen zum Beispiel auf einer Autobahn unterwegs fällt diese Option weg. Hier können Sie anhand der Kilometersteine oder Kilometertafeln bestimmen, wo Sie sich momentan genau befinden. Diese Steine oder Tafeln, die Steine stellen dabei eine aussterbende Gattung dar, sind einmalig für die jeweilige Strecke, auf der Sie sich befinden. Sie brauchen also nur anzugeben auf welcher Autobahn Sie sich befinden, also zum Beispiel auf der A8 Richtung München, und welcher Kilometer auf dem Kilometerstein angegeben ist. Auf Autobahnen stehen die Kilometersteine in einem Abstand von 500 Meter, auf allen anderen Fahrbahnarten 100 Meter voneinander entfernt.

Weiter müssen Sie angeben **Was** passiert ist, also einfach eine Beschreibung der Situation liefern. Denken wir an unser Beispiel auf der Landstraße zurück so würden Sie hier angeben, dass jemand mit seinem Wagen in einen Graben gefahren ist und sich leichter Qualm entwickelt hat.

Die dritte Angabe die Sie zu treffen haben, ist **Wie viele** Personen betroffen sind. Diese Information ist wichtig, um zu gewährleisten, dass genug Rettungskräfte alarmiert werden. Niemandem ist geholfen, wenn an einer Unfallstelle mit vielen Verletzten nur ein Rettungswagen erscheint und Wagen nachgefordert werden müssen. Hier vergeht wieder Zeit, die nicht sinnvoll genutzt wird. Es ist also wichtig immer der Situation entsprechend Hilfe anzufordern.

Jetzt müssen Sie noch angeben **Welche** Art der Verletzungen vorliegt. Hier ist keine medizinisch kompetente Diagnose nötig, Sie sollten einfach beschreiben, was Sie sehen. Also was für Verletzungen liegen vor? Sind der oder die Verletzten ansprechbar? Handelt es sich auf den ersten Blick um eher leichte oder schwere Verletzungen.

Die letzte Sache ist nun, wie bereits erwähnt, keine Frage, sondern eine Aussage, nämlich haben Sie nun noch die Aufgabe zu **Warten.** Denn liest man sich die W-Fragen, so wie Sie es grade tun, in aller Ruhe durch, erscheinen Sie einfach und logisch. Sie können Sie allerdings vorstellen, dass man in einer Notfallsituation automatisch hektisch wird, was dazu führen kann, dass wichtige Informationen in der Eile einfach untergehen. Es ist also unbedingt wichtig, dass, wenn Sie meinen alle Informationen abgeliefert zu haben, unbedingt auf eventuelle Rückfragen warten. Als Regel können wir hier erklären: Das Gespräch wird immer von der Gegenseite beendet! Und das ist erst der Fall, wenn alle wichtigen Fragen geklärt sind, und so sicher gestellt ist, dass die richtige Hilfe alarmiert ist.

Eine weiterer Aspekt für den Notruf können die sogenannten Gefahrgutkennzeichnungen sein. Diese orangefarbenen Tafeln finden wir auf allen LKW, Zügen und Schiffen, die Gefahrgüter transportieren. Hier gibt es zwei Varianten. Die Warntafel ohne Kennzahl und die Warntafel mit Kennzahl. Eine Warntafel ohne Kennzahl bedeutet nicht, dass sie diese vernachlässigen dürfen. Es bedeutet lediglich, dass es sich hierbei um einen Gefahrguttransport handelt, der zwei gefährliche Güter befördert. Sie können sich in diesem Zusammenhang zum Beispiel einen LKW vorstellen, der Benzin und durch eine Kammer voneinander getrennt Diesel transportiert.

Die zweite Variante ist die Warntafel mit Kennzahl. Dabei handelt es sich bei der oberen, auch Kemmler-, Zahl um die Kennzeichnung der genauen Gefahrenart. Nichts anderes also als wir aus dem Chemieunterricht kennen: brennbar, giftig, ätzend, und viele mehr. Die zweite Zahl, auch UN-Nummer, stellt die genaue Kennzeichnung des Stoffes dar, sagt also aus, um welches Gefahrgut es sich explizit handelt.

Was die Zahlen im Einzelnen bedeuten, kann ihnen völlig egal sein, wichtig ist nur, dass sie, im Falle des Falles, die Warntafeln mit angeben. So ist wieder gewährleistet, dass das richtige Rettungsmittel alarmiert werden kann. Sie können sich vorstellen, wie unangebracht es ist wenn bei einem LKW-Brand ein Feuerwehrwagen mit Wasser erscheint, aber Schaum benötigt wird. Der erste Wagen muss wieder fahren, der zweite muss erst angefordert werden und zur Unfallstelle kommen, es vergeht wieder Zeit, die ungenutzt verstreicht und durch die simple Angabe der Warntafel hätte gewonnen werden können

3. Erste Hilfe

Nachdem wir nun lange über die Notfallsituation an sich und den richtigen Umgang mit ihr gesprochen haben, kommen wir nun zu einem weiteren wesentlichen Punkt. Der eigentlichen Ersten Hilfe.

Bereits zu Beginn haben wir über die drei Organe gesprochen, die immer funktionieren sollten und müssen: Herz, Lunge und Gehirn.

Wenn wir nun festgestellt haben, dass diese drei so wichtig sind, so müssen wir auch Tests haben, um die jeweiligen Funktionen zu überprüfen. Wie können wir das tun? Wir können den Puls fühlen, um die Funktion des Herzens zu überprüfen, den Atem prüfen, um die Lunge zu testen, aber wie testen wir das Gehirn? Hier bietet sich die einfachste Möglichkeit. Wir sprechen die jeweils betroffene Person einfach an. Eine ansprechbare Person ist für uns im Notfall immer ein gutes Zeichen.

Eine Pulskontrolle machen wir dagegen nicht. Warum werden sie sich nun zu Recht fragen. Es hat sich heraus gestellt, dass eine Pulskontrolle bei sich selber eine recht simple Sache ist. Bei einer anderen Person wird dies für Ungeübte allerdings schon schwieriger. Gänzlich unmöglich kann es ohne Praxis bei fremden und verletzten Personen werden, deren Puls höchst wahrscheinlich eher ungesund flach uns langsam, also schwer zu fühlen sein wird. Leider wurden immer wieder Fälle bekannt, in denen Laienhelfer bei einer zu versorgenden Person einen Puls diagnostizieren, wo in Wirklichkeit keiner war, lebensrettende Maßnahmen bleiben so aus. Auch die Diagnose keines Pulses kann bei tatsächlicher Herzarbeit schädlich für den Patienten sein. Wir lassen die Pulskontrolle also weg.

Warum können wir dies guten Gewissens machen? Wir wollen dem Verletzten doch nicht noch mehr schaden als es eh schon der Fall ist. Nun, wir haben zu einem früheren Zeitpunkt bereits herausgefunden, dass es sich bei Herz, Lunge und Gehirn um einen Kreislauf handelt. Und bei einem Kreislauf bedingt das eine immer das andere. **Warum können wir die Pulskontrolle folglich einfach weg lassen?** Jemand, der ansprechbar ist, wird mit Sicherheit keinen Herz-Kreislauf-Stillstand haben. Eine Person die zwar bewusstlos ist, aber atmet, genau so. Da eine Atemkontrolle wesentlich einfacher ist als die Überprüfung des Pulses, überprüfen wir also als erstes immer die Ansprechbarkeit einer Person. Ist eine Person ansprechbar, so ist für den Moment alles gut. Ist eine Person nicht ansprechbar, also bewusstlos, so erfolgt anschließend eine Atemkontrolle. Daraus kann dann auf den Zustand des gesamten Kreislaufs geschlossen werden. Atmet der Patient, handelt es sich definitiv um keinen Herz-Kreislaufstillstand, atmet er nicht, schlägt auch das Herz in jedem Falle nicht. Ist also von der Überprüfung einer Sache immer auf die Funktion der anderen zu schließen. Ein Kreislauf.

3.1. Die Atmung

Stellen sie sich also nun vor sie finden eine leblos wirkende Person. Was tun sie? Als erstes überprüfen sie ihr Bewusstsein durch Ansprechen. Die Person reagiert nicht, also überprüfen sie die Atmung. Keine Atmung festzustellen!

Was kann nun Grund für eine fehlende Atmung sein? Neben zahlreichen anderen Möglichkeiten kann etwas die Atemwege blockieren und so die Atmung unmöglich machen. Was genau kann der Atmung im Wege sein? Erstmal, da brauchen wir nicht allzu lange grübeln, kann es sich um einen Fremdkörper handeln. Ein Fremdkörper kann alles sein, was man sich vorstellen kann, wie Speisen, verdaute Speisen, also Erbrochenes oder kleine Spielzeuge. Nicht umsonst stehen auf Überraschungen die speziell für KINDER gemacht sind, Warnungen darüber, dass sie erst für Kinder ab drei Jahren geeignet sind. Den wichtigsten Faktor spielt dabei das eben genannte Erbrochene. Dazu müssen wir uns theoretisch einige Dinge klar machen.

Wir haben im Körper, grob genommen, zwei verschiedenen Arten von Muskulatur. Die Muskeln die, wir willentlich beeinflussen können, und die, die wir nicht willentlich beeinflussen können. **Welche Muskeln können wir nicht willentlich beeinflussen?** Da gibt es eine ganze Menge, allen voran das Herz, was letztlich auch nicht anderes als ein Muskel ist. Auch das gesamte Verdauungssystem, angefangen bei der Speiseröhre über den Magen bis zu den verschiedenen Abteilungen des Darm besteht oder wird kontrolliert von Muskulatur, die wir nicht willentlich steuern können. Niemand von uns kann seinem Körper befehlen zum Beispiel schneller oder langsamer zu verdauen. Die Muskulatur dagegen, die wir willentlich beeinflussen können ist die, welche wir ständig benutzen, um Bewegungen auszuführen, die Skelettmuskulatur also.

3.1.1. Das Säubern der Mundhöhle

Bei einer Bewusstlosigkeit nun fällt die Muskulatur, die wir willentlich steuern können, aus. Die andere Art der Muskeln, also die wir nicht gewollt kontrollieren können, dagegen arbeitet weiter. Nur wegen einer Bewusstlosigkeit bleibt das Herz also noch lange nicht stehen und auch die Verdauung funktioniert erstmal, wenn auch etwas langsamer, gehemmter, weiter. Es ist dem Magen, der die Speisereste inne hat, also jederzeit möglich diese nach oben zu transportieren, denn er funktioniert ja auch bei einer Bewusstlosigkeit noch. Wir können also auch ohne Bewusstsein erbrechen. Unser Fremdkörper, der die Atemwege verlegt, ist also somit entstanden. Was mache ich nun mit solch einem Fremdkörper? Die Antwort liegt hier auf der Hand, aus- bzw. raus räumen. Auf welche Art und Weise sollte die geschehen? Dazu drehen sie den Kopf des Betroffenen zur Seite. So haben sie gewährleistet, dass flüssige Anteile ganz von alleine abfließen können, denn, und hier hilft uns die Physik, alles fällt und fließt immer... nach unten. Sie drehen also den Kopf zur Seite, öffnen den Mund und räumen die Mundhöhle aus. Dabei sollten sie sich selber schützen, indem sie Einmalhandschuhe aus dem Verbandskasten benutzen. Haben sie den nicht zur Hand tut es auch die Hülle von Taschentüchern die man über zwei Finger zieht oder ein Kondom, das man im Portemonnaie bei sich trägt. Aber sie sollten sich auch in Hinsicht auf einen anderen Aspekt schützen. Kommt der Patient nämlich zu sich, was unwahrscheinlich ist, aber es kann durchaus der Fall sein, wird er reflexartig seinen Mund schließen und sie auf diese Weise verletzen. Da wir aber immer so arbeiten wollen, dass uns so wenig wie möglich geschehen kann, drücken wir mit dem Daumen der Hand, die nicht die Mundhöhle säubert, in die Wange der oben liegenden Gesichtshälfte und pressen diese dadurch zwischen den Ober- und Unterkiefer. Kommt der Patient nun während ihrer

Behandlung zu sich, so beißt er sich selber in die Wange, setzt sich so einem Schmerzreiz aus und öffnet den Mund natürlich wieder, um dem Schmerz zu entgehen. Ihre Finger bleiben so von Bissverletzungen verschont.

3.1.2. Lingua

Ein weitere Möglichkeit, warum eine Atmung unmöglich ist, ist, dass die Zunge (lateinisch: lingua) den Zugang verlegt. Wir haben festgestellt, dass alles immer nach unten fällt. Genau diesem Phänomen folgt auch die Zunge. Sie gehört zu der Muskulatur, die wir willentlich beeinflussen können und fällt so bei einer Bewusstlosigkeit aus, ist somit unkontrolliert. Kommt unsere verletzte oder erkrankte Person nun durch die Bewusstlosigkeit in eine Rücken- oder Seitenlage, so fällt die Zunge nach unten, was hier aber auch gleichzeitig nach hinten bedeutet. Kurz gesagt, sie fällt in den Rachenraum und verschließt den natürlichen Atemweg.

Was können wir nunmehr dagegen tun? Wir können, wie wir es oben bereits gesehen haben, ohne Scheu in den Mund greifen und die Zunge heraus ziehen. Das allerdings ist wenig erstrebenswert und verspricht keine unbedingte Aussicht auf Erfolg. Hier ist jetzt die Anatomie (Lehre vom Aufbau der Organismen) der Freund eines jeden Ersthelfers. Denn der Bauweise des Kopfes ist es zu verdanken, dass es bereits ausreicht den Kopf leicht nach hinten zu überstrecken, also lediglich in den Nacken zu legen, um die Zunge aus dem Weg zu räumen. Diese Körperhaltung kennen wir intuitiv, denken Sie nur daran, welche Körperhaltung man automatisch einnimmt, wenn man gerannt und ein wenig außer Puste ist, man stützt die Arme in den unteren Teil des Rückens und streckt den Kopf leicht nach hinten. Durch diese Haltung bekommen wir zu jeder Zeit besser Luft und sie hilft uns auch im Notfall einen Verletzten zu versorgen. In sehr vielen Fällen, in denen ein Bewusstloser nicht atmen und wir den Kopf, nach der Kontrolle der Mundhöhle, leicht überstrecken, beginnt der Patient nach einem tiefen Schnaufen wieder von alleine zu atmen. Wir haben nun also, tritt der Fall wie beschrieben ein, einen Patienten, der bewusstlos ist, aber atmet. Diese Menschen legen wir immer und grundsätzlich in die stabile Seitenlage. Diese ermöglicht es, wie der Name es bereits ankündigt, den zu Versorgenden in einer beständigen Position zu lagern, wichtiger ist aber noch, dass es sich dabei um eine Position handelt, in der der Geschädigte so liegt, dass der Kopf, und somit auch der Mund, den tiefsten Punkt des Körpers bilden. Fremdkörper können dann an dem entstandenen natürlichen Gefälle abfließen, denn alles fällt und fließt immer…

> **Praktische Übung der stabilen Seitenlage**

Ist diese Position eingenommen ist dementsprechend gesichert, dass die Zunge die Atemwege nicht verlegen kann und denkbar Erbrochenes an der entstandenen Schräge abfließt. Natürlich ist auch diese Position nicht der Weisheit letzter Schluss, wir müssen den Patienten weiter intensiv betreuen und spätestens alle zwei Minuten kontrollieren, ob er noch immer atmet.

Was tun wir also grundsätzlich mit allen Notfallpatienten?

1. Ansprechen (wenn ja Ende, wenn nein weiter mit 2.)

2. Atmung überprüfen (wenn ja → stabile Seitenlage)

3.2. Die Wiederbelebung

Was aber wenn unser Patient nicht atmet und weder durch das säubern der Mundhöhle, noch durch das Überstrecken des Kopfes dazu zu bewegen ist? Nun müssen wir die lebenswichtigen Dinge, die der Körper normalerweise von alleine leistet, übernehmen. Wir müssen also den Kreislauf von außen stabilisieren, um so sicher gehen zu können, dass das Gehirn weiter mit Sauerstoff versorgt wird. Wir müssen also, wie es jeder von Ihnen mit Sicherheit schon einmal irgendwo gesehen hat, pusten und drücken.

Wo müssen Sie im Falle einer solchen Situation pusten? In Mund oder Nase. Macht es einen Unterschied, ob Sie in Mund oder Nase ausatmen? Nein, qualitativ besteht hier kein Unterschied. Mund und Nase führen beide zum selben Ziel, in unserem Falle also die Lungen. Es sind lediglich einige praktische Aspekte zu berücksichtigen. Sie müssen nämlich mit Ihrem Mund das, was sie beatmen wollen, also Mund oder Nase, komplett umschließen. Jetzt ist es klar, dass hat man selber einen kleinen Mund sich eher eine Mund- zu- Nase Beatmung anbietet. Ist die Nase allerdings verstopft, wie es bei einem Schnupfen sein kann, muss man selbstverständlich auf den Mund ausweichen. Dann müssen wir uns noch die Frage stellen, in welcher Position der Kopf des zu Versorgenden bei der Beatmung immer sein muss. Dieses Thema haben wir bereits weiter oben besprochen. Es ist Ihnen jetzt klar, dass der Kopf immer in einer überstreckten Position gehalten werden muss, um zu gewährleisten, dass die Luft an ihrem Richtungspunkt ankommt. Mund und Nase zu finden sollte für Sie kein Problem darstellen.

Warum aber funktioniert die Beatmung überhaupt? Dazu müssen wir uns nun ein paar theoretische Überlegungen machen. Die Luft die uns umgibt besteht aus:

- Stickstoff

- Sauerstoff

- Argon

- Kohlenstoffmonoxid

- Kohlenstoffdioxid

- Und vielem mehr

Was ist von all diesen Bestandteilen nun der Entscheidende? Um den Kreislauf stabil zu halten ist der Sauerstoff von entscheidender Bedeutung. Etwa 20% unserer Luft besteht aus Sauerstoff.

Verbrauchen wir nun den gesamten Sauerstoff in unseren Lungen wenn wir ein- und wieder ausatmen? Die Antwort liegt hier auf der Hand. Wir verbrauchen lediglich fünf Prozent des uns zur Verfügung stehenden Sauerstoffes, 15% geben wir ungenutzt wieder an die Umgebung ab. Ansonsten wäre die Atemspende an eine zweite Person nicht möglich, hätten wir keinen Sauerstoff mehr zur Verfügung, würden wir also alles aufbrauchen, wäre eine Mund-zu-Mund Beatmung sinnlos.

Des Weiteren müssen wir auf das Herz drücken, um den durch die Beatmung eingebrachten Sauerstoff dorthin zu transportieren, wo er angelangen soll, nämlich an alle Teile des Körpers und letztendlich zum Gehirn, um dieses ständig mit Sauerstoff zu versorgen. Sie müssen das Blut also aus dem Herzen treiben, um es im Kreislauf, in den Gefäßen, zirkulieren lassen zu können. Sie pressen das Herz also aus. Wo drückt man nun am sinnvollsten, möchte man etwas kräftig ausdrücken? Stellen Sie sich dazu einen Schwamm vor, einen gelben, wie man ihn klassischerweise zum Spülen von Geschirr verwendet. Wenn Sie diesen Schwamm nun nach einem überstandenem Abwasch ausdrücken wollen, was tun Sie? Sie werden wohl nicht zaghaft an einer Ecke des Schwammes pressen, sondern kraftvoll in der Mitte. Denn drücken Sie an einer Ecke, wird der Erfolg gering bleiben, das Wasser steigt aus dem Schwamm und versickert auch gleich wieder in ihm. Drücken Sie aber kräftig in die Mitte, dringt das Wasser aus dem Schwamm heraus und verteilt sich um ihn herum. Genau das gleiche passiert auch bei unserem Herzen, denn egal, was wir ausdrücken möchten, die Technik ist letztlich immer die Gleiche. Wir müssen also in der Mitte des Herzens drücken.

Um diese Stelle zu lokalisieren, suchen wir unsere Rippenbögen und verfolgen diese bis sie sich in der Mitte treffen. Auf diesen Punkt legen Sie nun Ihren Mittelfinger, den Zeigefinger daneben. Den Punkt den wir suchen, den, den Sie gerade bei sich selber gefunden haben, liegt nun genau über, nicht auf, Ihrem Zeigefinger. Diese Stelle stellt die ungefähre Mitte des Herzens dar.

Welche Informationen fehlen nun noch, um eine Herz-Lungen-Wiederbelebung erfolgreich durchführen zu können?

Wir haben schon herausgefunden, dass wir drücken, also das Herz durch die Kompression des Brustkorbes simulieren, und pusten, also den Körper durch Beatmung, mit Sauerstoff versorgen, müssen. Wann allerdings tut man was, wie oft muss gedrückt und wie oft gepustet werden?

Die Formel dazu lautet

30:2

„30:2" bedeutet nicht etwas „15", sondern „30 zu 2". Das wiederum heißt für uns, dass wir den Brustkorb 30mal komprimieren müssen, wonach zweimal beatmet wird. Auf zwei Atemspenden folgt also 30mal drücken. Was jetzt noch wichtig ist, ist die Information darüber, wie dieser Wechsel von statten gehen sollte. 30mal drücken pro Minute, oder in einer halben, oder in zwei?

Dazu müssen wir uns klar machen, was wir mit der Herz-Lungen-Wiederbelebung erreichen wollen. Wir wollen den Herzschlag von außen so simulieren wie es der Körper normalerweise von alleine leistet. **Und wie oft schlägt unser Herz pro Minute?** Das können Sie an sich selber messen. Suchen Sie dazu ihrem Puls am Handgelenk. Diesen finden Sie, indem Sie knapp unter dem Handgelenk, auf der Daumenseite, mit Zeige- und Mittelfinger, die Stelle aufsuchen an der Sie ein Pochen verspüren. Es bedarf dabei ein wenig Druck, eine Berührung der Stelle reicht nicht. Wenn Sie die Stelle gefunden haben, was nicht allzu leicht ist, zählen Sie wie oft Sie ihren Puls in 15 Sekunden spüren. Den ermittelten Wert vervierfachen Sie und schon haben Sie ihre Pulsrate für eine Minute ermittelt.

Meine Erfahrungen sagen, dass Sie nun einen Wert zwischen 60 und 100 heraus bekommen haben. Dies ist das Mittel zwischen denen der sogenannte Ruhepuls variiert. Wenn Sie sich gerade erst wieder ans Weiterlesen begeben haben kann diese Rate auch höher sein. Der Ruhepuls allerdings zeigt Werte zwischen 60 und 100 an. Hierbei ist klar, warum diese Werte so abweichen. Dies hat etwas mit der Größe des Herzens zu tun. Ein kleiner Mensch wird wohl auch eher ein kleines Herz haben, ein großer ein dementsprechend größeres. Aber auch je mehr Sport man treibt, desto größer wird das Herz. Das Herz nämlich ist, das haben wir in einem früheren Kapitel schon gehört, nichts anderes als ein Muskel. Und jeder Muskel wächst, wird er belastet und trainiert. Das heißt also, desto besser ein Mensch trainiert ist, desto größer ist sein Herz und dementsprechend größer die Leistung. Ein großes Herz treibt mit einem Schlag mehr Blut aus als ein Kleines, das öfter schlagen muss, um die gleiche Leistung zu erreichen. Die Pulsrate nimmt also ab. Gut trainierte Menschen, Spitzensportler, können bei einem Ruhepuls von 30 liegen, weil sich ihr Herz dementsprechend vergrößert hat. Alle Werte zwischen 60 und 100 sind aber normal, zwar gilt die Faustregel „je niedriger desto besser", allerdings können große Männer durchaus einen Ruhepuls von 100 haben ohne dass dies gleich gefährlich ist.

Wir haben nun also Werte zwischen 60 und 100 ermittelt. Klar ist, dass wir die Leistung, die das Herz natürlicherweise in der Lage ist zu meistern, nicht mit unserem Drücken von außen simulieren können. Wir müssen jetzt etwas tun, was man normalerweise nicht tun sollte, nämlich Qualität durch Quantität ersetzen. Dazu nehmen wir den höchsten gemessenen Wert, also 100, und legen ihn als Messlatte, als Ziel, unserer Bemühungen an. Wir müssen also 100mal in der Minute den Brustkorb komprimieren.

Denken wir nun zurück an den Wechsel „30:2" müssen wir diesen demnach etwas mehr als dreimal pro Minute bewältigen, um auf eine Kompressionsanzahl des Brustkorbes von 100 zu kommen, die den Herzschlag simulieren.

„Simulieren", dieser Begriff wurde im Laufe dieses Kapitels mehrmals benutzt. Vielleicht haben Sie beim Lesen sogar ein „stimulieren" daraus gemacht. **Was aber ist nun das Ziel der Herz-Lungen-Wiederbelebung?** Ziel ist es nicht, wie der Name es leider darstellt, den Körper zu veranlassen, die Funktionen wieder von alleine zu übernehmen. Die Herz-Lungen-Wiederbelebung bietet keine Initialzündung für das Herz, die es dazu bringt wieder von alleine zu schlagen. Eine Reanimation ist in diese Richtung nur dann erfolgversprechend, wenn sie professionell, unter der Gabe von Medikamenten statt findet. **Was also kann unsere Arbeit leisten?** Mehr als genug, denn sie ermöglicht es den Körper ständig mit lebensnotwendigem Sauerstoff zu versorgen und diesen im Körper zu verteilen. Aus dem nun Besprochenen ergibt sich auch die Antwort auf die Frage wie lange wir so eine Wiederbelebung durchführen müssen. Wir haben gesehen, dass der Patient wohl nicht wieder zu sich kommen wird. Also müssen wir unsere Arbeit so lange durchhalten bis sie uns von höher qualifiziertem Rettungsdienstpersonal abgenommen wird, die technische und pharmazeutische Hilfsmittel zum Einsatz bringen können. Bis dahin müssen wir eine Reanimation durchführen, denn stoppt man, wird der Körper schlagartig nicht mehr mit Sauerstoff versorgt. Gewebe, das nicht mit Sauerstoff versorgt wird, stirbt ab.

> ➤ **Praktische Übung Herz-Lungen-Wiederbelebung**

Wie bezeichnet man einen Patienten, der in einem solchen Zustand ist, dass er eine Herz-Lungen-Wiederbelebung benötigt? Zwar gibt es in Deutschland keine gesetzliche Definition des Todes, aber umgangssprachlich gilt ein Mensch ohne Bewusstsein, der nicht atmet und auch nicht dazu zu bewegen ist, als tot. Was passiert nun mit dieser Person, wenn wir als Ersthelfer nichts unternehmen? Der Sterbeprozess wird sich weiter fortsetzen, die Person wird nur noch „toter" bis zum letztendlichen Eintritt des Gehirntodes. Was also können Sie bei einer Person ohne Atmung und Bewusstsein noch konkret falsch machen? Ihnen wird nun sicher schnell bewusst, dass die Antwort „gar nichts" lauten muss. Jede Hilfe, die nun unternommen wird, kann nur richtig und hilfreich sein, denn von alleine wird sich der Zustand definitiv nicht mehr verändern. Also auch wenn Sie sich unsicher sind, was genau zu tun ist, alles ist immer hilfreich. Selbst wenn der letztendliche Ausgang zu Ungunsten des Patienten ausgehen sollte, waren doch alle restlichen Chancen genutzt!

4. Die Helmabnahme

Wer von Ihnen einen Motorradführerschein machen möchte hat sich sicherlich schon gegenüber Eltern, Freunden oder Partnern rechtfertigen müssen und wurde vielleicht sogar dazu angehalten die Entscheidung noch einmal zu überdenken. Denn anders als beim Auto, wo wir schon durch die schiere Masse des Fahrzeuges, sowie durch moderne Sicherheitsausstattungen wie APS, ESP, Airbags und stabile Fahrgastzellen geschützt werden, bietet ein Motorrad kaum Schutz bei Unfällen. Kommt es zu einem Aufprall oder Sturz, der ja beim Auto nicht möglich ist, sind wir als Fahrer lediglich durch das geschützt, was wir am Körper tragen.

Jeder von Ihnen wird, spätestens beim Schalten durch die einzelnen Fernsehkanäle, schon einmal ein Motorradrennen im Fernsehen geschaut haben. In diesen Rennen stürzen die Fahrer bei zum Teil wahnwitzigen Geschwindigkeiten. Ist ihr Zweirad weiter funktionstüchtig, steigen sie häufig wieder auf und fahren weiter. **Warum können diese Rennfahrer das, was unterscheidet sie von uns normalen Straßenverkehrsteilnehmern?** Nun könnten wir den Unterschied in den praktischen Erfahrungen der Rennprofis suchen, sie lernen sicher das Fallen. Ich bin mir aber ziemlich sicher, dass auch Berufsmotorradfahrer keine Trainingseinheiten damit verbringen sich wiederholt Stürzen auszuliefern, nur um im Fall eines realen Unfalles gewappnet zu sein. Ein weiteres Argument ist sicherlich die Kleidung, die bei Rennen getragen wird. Sie schützt die Fahrer vor Verletzungen. Auch das ist richtig. Allerdings tragen auch die professionellen Fahrer keine Kleidung die in unterirdischen Geheimlabors extra für sie entwickelt werden. Alles, was sie tragen, können wir im Fachhandel käuflich erwerben. Das Problem dabei ist nur, dass diese Klamotten sehr viel Geld kosten. Jeder der schon einmal in Motorradbekleidung investiert hat weiß, dass 1000€ bei Einkleidung vom Stiefel bis zum Helm schnell ausgegeben sind. Berechnet man allerdings, dass diese Ausstattung im Zweifelsfalle zwischen Leben und Tod entscheidet so wird schnell klar, dass Motorradfahren nur dann tatsächlich Spaß machen kann, wenn man in seine Kleidung und somit seine eigene Sicherheit investiert hat.

Der Unterschied zwischen Rennpiste und Straße ist weit aus banaler. Stürzt ein Rennfahrer, so kann er die entstehenden Kräfte dadurch kompensieren, dass er den freien Raum ausnutzt. Denn eine Rennstrecke besteht aus nicht viel mehr als aus Rennstrecke. Jede Umgebung dieser eigentlichen Strecke ist eine grade Ebene, bewachsen mit Gras oder mit Kies bestreut. Der Fahrer hat so die Möglichkeit nach einem eventuellen Sturz einfach so lange zu gleiten oder rutschen bis er von alleine zum stehen, hier eher liegen, kommt. Im Straßenverkehr dagegen sieht die Situation anders aus. Hier ist im Umkreis von zwei bis fünf Metern auf jeden Fall ein Hindernis wie ein Baum, ein Auto, ein Haus oder eine Leitplanke zu finden. Dieses Hindernis bremst den Sturz. Die entstehenden Kräfte werden nicht einfach zugelassen, sondern enden abrupt und werden nur vom Körper des Unfallopfers absorbiert. Diese Situation birgt natürlich ein enormes Verletzungsrisiko.

Was sind nun die am meisten gefährdeten Teile im Körper bei einem Motorradunfall? Zum einen sind hier die Beine zu nennen, die aber keine lebenswichtigen Strukturen beherbergen. Weiter ist der Kopf immer gefährdet in Mitleidenschaft gezogen zu werden. Der restliche Teil des Körpers, exklusive der Arme, ist durchzogen von der Wirbelsäule. Die Chance sich diese bei einem Unfall zu verletzen liegt also bei annähend 50%.

Aus was besteht die Wirbelsäule? Sie besteht aus der Wirbelkörpern (lat.: Columna vertebralis), die aus Knochen bestehen und den dazwischen liegenden Bandscheiben (lat.: Discus intervertebralis), die aus Knorpelgewebe bestehen.

Wer von Ihnen schon einmal einen Knochenbruch hatte wird wissen, dass dies alles andere als eine angenehme Sache ist. Allerdings, handelt es sich nicht unbedingt um einen komplizierten Bruch der operativ versorgt werden muss, so wachsen die Bruchenden wieder zusammen und nach einigen Wochen ist alles wieder vergessen. Das gleiche Prinzip gilt auch bei der Wirbelsäule. Eine Fraktur, also ein Bruch der Wirbelsäule, ist nicht schlimmer als an jeder anderen Stelle auch? **Was also macht eine Verletzung der Wirbelsäule so gefährlich?** Durch die Wirbelsäule verläuft der sogenannte Wirbelkanal (lat.: Canalis vertebralis). In diesem Kanal verläuft wiederum das Rückenmark.

Das Rückenmark ist Teil des zentralen Nervensystems (ZNS) welches den gesamten Rumpf und einen großen Teil des Halses mit Nerven, den Spinalnerven, versorgt. Werden diese Spinalnerven verletzt oder durchtrennt kommt es zu einer Querschnittslähmung.

Eine Querschnittslähmung entsteht immer dann, wenn die Spinalnerven verletzt werden. Wir können uns diese Situation wie folgt klar machen. Stellen Sie sich vor Sie durchtrennen das Kabel einer Tischlampe. Was passiert? Die Lampe geht aus. Nicht weil der Strom aufhört zu fließen, sondern weil er nicht mehr zur Lampe gelangen kann. Der Strom fließt zwar noch aus der Steckdose herraus, endet aber an der durchtrennten Stelle. Die Lampe bekommt keine Elektrizität und leuchtet dementsprechend auch nicht mehr. Das selbe Prinzip gilt auch bei einer möglichen Durchtrennung des Rückenmarks. Das Gehirn sendet weiter Befehle in Form von elektrischen Impulsen, dieser Befehl endet aber an der Stelle der Verletzung. Die Bereiche des Körpers unterhalb der Abtrennung sind nicht mehr verorgt und somit auch nicht mehr kontrollierbar.

Auch hier gilt was bereits weiter oben beim Thema der Wiederbelebung von uns besprochen wurde, nämlich was können Sie persönlich falsch machen bei einer Person, die Sie nach einem Unfall versorgen und bei der es durch den eigentlichen Unfall zu einer Durchtrennung des Rückenmarks gekommen ist? Gar nichts. Denn eine Teilung ist nicht mehr reversibel, also umkehrbar.

Natürlich führt nicht jeder Sturz vom Zweirad zu einer Querschnittslähmung. Dennoch müssen wir im Umgang mit Verletzten nach einem Motorradunglück stets so arbeiten, als sei die Wirbelsäule verletzt. Da Sie sicherlich nicht ihr mobiles

Röntgengerät dabei haben, können wir das Gegenteil auch nicht beweisen. Jede Verletzte ist also immer wirbelsäulenfreundlich zu behandeln.

Die eigentliche Gefahr beim Bruch der Wirbelsäule liegt darin, dass Dinge nie glatt zerbrechen. Stellen Sie sich vor Sie zerbrechen einen Besenstil in zwei Teile. Was passiert? Die einzelnen Bruchenden weisen spitze, scharfe und harte Zacken auf. Das selbe passiert beim Bruch eines Knochens, also auch bei der Wirbelsäule. Hier leigt nun die Gefahr darin, dass sich die Nerven im Wirbelkanal an den entstandenen Bruchenden zerschneiden oder aufreiben. Wir müssen also schnelle, schneidende und ruckhafte Bewegungen der Wirbelsäule vermeiden. Stellen Sie sich dazu einen Bindfaden vor den Sie um ein Messer legen. Wenn Sie diesen Faden nun locker lassen und sanft über die Schneide ziehen, was passiert? Erstmal gar nichts, denn erst nach etlichen hin-und-her Bewegungen wird das Garn durchtrennt sein. Wenn Sie den Faden nun aber straff ziehen und mit einem Ruck nach unten reißen, durchtrennt er sich auf der Stelle. Genau diese Bewegungen müssen wir also im Umgang mit verletzten Zweiradfahrern vermeiden, nämlich schnelle, ruckhafte, also schneidende Bewegungen.

Entfernen wir den Helm nach einem Verkehrsunfall nun also, oder nicht? Der Helm kommt immer ab. Die Antwort auf das entstehende "warum" ist simpel und schnell beantwortet. Stellen Sie sich dazu einfach alles vor, was wir bisher gemeinsam erarbeitet haben und setzen Sie der Person, die Sie sich gerade vorstellen einen Helm auf... Dadurch werden die stabile Seitenlage, das Überstrecken des Kopfes und sogar schon die Atemkontrolle utopisch. Der Helm kommt bei bewusstlosen Personen also immer ab. Dies können wir problemlos besorgen, wenn wir einige Regeln beachten. Eine Helmabnahme sollte von Laien immer nur zu zweit durchgeführt werden, um eine sichere Lagerung der Wirbelsäule zu gewährleisten. Fairerweise sollten wir dazu feststellen, dass die Wahrscheinlichkeit sehr groß ist, dass ein weiterer Helfer bei einem Motorradunfall vor Ort ist. Denn wann wird klassischerweise Motorrad gefahren? Bei schönem Wetter. Die wenigesten Menschen verünglücken am 23.12. auf spiegelglatter Fahrbahn mit ihrem Kraftrad. Die häufisten Schäden entstehen in den Frühlings- und Sommermonaten an schönen Tagen. Also Tagen, an denen eh viele Menschen unterwegs sind. Die Wahrscheinlichkeit nicht alleine zu sein, wenn sich ein Zweiradunfall ereignet, ist also recht hoch. Der Helm muss also immer als Tätigkeit für Zwei vom Kopf abgehoben werden.

> **Praktische Übung Helmabnahme**

5. Blutungen

Nachdem wir nun ausführlich über den Umgang mit verletzten Kraftradfahrern gesprochen haben, kommen wir nun zu einem Thema, das wesentlich universeller ist, da es jedem widerfahren kann und man dazu kein motorisiertes Hilfsmittel braucht. Wir kommen also zum akuten Umgang mit Blutungen.

Nicht jede blutende Verletzung stellt natürlich eine lebensbedrohende Situation dar. Der menschliche Körper verfügt über ungefähr fünf bis sechs Liter Blut. Jeder von Ihnen, der schon einmal, wünschenswerter Weise, Blut gespendet hat weiß, dass man sich nach der Entnahme etwas schlapp fühlen kann. Dies sind die typischen Anzeichen für einen hohen Blutverlust. Der menschliche Körper kann eine Minderung bis zu einem Liter erfahren, ohne dass es sich um eine problematische Situation handelt. Ein Blutverlust über einen Liter indessen stellt immer ein Risiko dar.

5.1. Abbinden

Was können wir nun gegen eine Blutung tun? Zuerst einmal ist zu sagen was man nicht tun sollte. Jeder von uns hat schon einmal einen Western gesehen in dem sich der Protagonist, der Hauptdarsteller, eine blutende Wunde einfach abgebunden hat, indem er eine Schnur oder seinen Gürtel einfach so fest oberhalb einer Wunde befestigte, bis diese gestillt war. Wir erkennen also die große Effektivität der Methode. Allerdings sollte eine Blutung, als Maßnahme der ersten Hilfe, niemals abgebunden werden. Denn eröffnet man eine Kosten-Nutzen-Rechnung für dieses Vorgehen überwiegen klar die Nachteile. Zwar stillt das Abbinden eine Wunde unbestreitbar, zieht aber eine Vielzahl von Problemen nach sich. Zum Beispiel wird die Stelle an der gestaut wird dadurch gefährdet, dass das Gewebe gequetscht wird und so weitere Verletzungen entstehen. Was wir bereits wissen ist, dass Gewebe, was nicht durchblutet wird, und diese Situation ist ja nun einmal die Erwünschte, wenn wir etwas abbinden, unweigerlich abstirbt. Also ein weiterer Grund, der gegen eine komplette Stauung spricht. Des Weiteren geht dieses Absterben nicht schmerzlos von statten. Jeder von Ihnen kennt das Gefühl, wenn man des Nachts aufwacht, weil man zu lange auf einem Arm gelegen hat. Schon dieser Zustand kann sehr schmerzhaft sein. Nun haben wir einen Eindruck welche Schmerzen bei einer kompletten Unterbrechung der Blutzufuhr herrschen müssen.

Weiter kommt beim Abbinden dazu, dass sich sogenannte saure Stoffwechselprodukte bilden, der pH-Wert des Blutes steigt an, der Körper übersäuert. Fließt dieses übersäuerte Blut nun, nachdem die Stauung wieder geöffnet wurde, in den Kreislauf zurück, kann es zu einem Blutdruckabfall kommen, der im schlimmsten Falle tödlich endet. Sie sehen also, dass eine Wunde niemals abgebunden werden sollte.

5.2. Hochlagern→Abdrücken→Druckverband

Was aber können wir nun tatsächlich gegen eine Blutung unternehmen? Die erste Möglichkeit besteht immer darin den betroffenen Körperteil hoch zu lagern. Alles fällt und fließt immer nach unten. Wenn wir also nun einen blutenden Körperteil hoch lagern, entsteht ein Aufstieg gegen den das Blut ansteigen muss. Die Blutung wird sofort leicht gestillt. Sie können diese Prozedur an sich selber ausprobieren, indem Sie einfach einen Arm über ihren Kopf heben. Schnell werden Sie merken wie das Blut entweicht, was sich dadurch äußert, dass Ihre Finger weiß werden und beginnen zu kribbeln.

Die nächste Möglichkeit besteht darin eine Wunde abzudrücken und die Blutung so zu kontrollieren. Diese Möglichkeit können wir erneut an uns selber probieren. Spannen Sie dazu Ihren Oberarmmuskel, den Bizeps, an und entspannen Sie ihn wieder. Unter diesem Muskel, zwischen Bizeps und Trizeps, finden Sie eine Loge, ein Loch, in der Sie ein pochen, also einen Puls, erspüren können. Wenn Sie nun gegen diese Stelle drücken fühlen Sie rasch wie sich eine Art Taubheitsgefühl einstellt. Der Vorteil dieses Abdrückens ist, dass zwar die Hauptblutzufuhr gestoppt wird, kleinere Gefäße aber nach wie vor die Möglichkeit haben den Körperteil mit Blut zu versorgen. Auf diese Weise arbeiten Sie einem Absterben des Gewebes entgegen.

Um diese Stellung nicht beibehalten zu müssen, können Sie nun einen Druckverband anlegen. Dieser gestattet es eine blutende Wunde zu verschließen ohne die komplette Blutzufuhr stoppen zu müssen.

> **Praktische Übung Druckverband**

An dieser Stelle sei noch angemerkt was man bei einer blutenden Verletzung nicht machen sollte. Immer wieder erwähnen Teilnehmer in Kursen Hausmittel, die dazu dienen sollen eine Blutung zu stillen. Hierzu zählen die Methoden Zucker, Salz oder Öl auf eine Wunde zu kippen, oder sie mit Milch zu reinigen. All diese Methoden sind kompletter Unsinn. Niemals sollte eine Wunde bei einer Erstversorgung mit etwas anderem in Berührung kommen als der bereits erwähnten keimfreien Abdeckung. Alles andere führt lediglich dazu eine schwere Infektion hervorzurufen. Denn, streuen wir zum Beispiel Zucker in eine Wunde, bringen wir so etwas Körperfremdes in die Wunde ein, das alles ist, nur nicht steril. So muss die Wunde später schmerzhaft gereinigt werden und es besteht, wie bereits gesagt, die akute Gefahr einer Entzündung der Wunde.

5.3. Amputationsverletzungen
Durch Unfälle kann es immer passieren, dass wir mit der Situation konfrontiert werden, in denen Teile des Körpers abgetrennt, also amputiert werden. Häufig kommt diese Verletzungsart bei

Kindern vor. Eine denkbare Amputation dabei wäre zum Beispiel die Abtrennung eines Fingers durch Hängenbleiben an einem Spielgerät.

Bei einer Amputationsverletzung geht es primär darum, dass es zwei Verletzungen zu versorgen gilt, nämlich an der Stelle, an der etwas abgetrennt wurde und das Amputat selber. Bei der Versorgung sind die Dinge zu beachten, die wir im vorherigen Teil bereits besprochen haben. Häufig ist aber ein Druckverband nicht mehr möglich, so dass die Blutung durch aufpressen gestillt werden muss. Dazu nehmen Sie steriles Verbandsmaterial in angemessener Größe und pressen es auf die Wunde auf, in unserem Falle hier die Stelle, an der etwas abgetrennt wurden.

Nun gilt es noch das Amputat zu versorgen. Da das Erste, was immer auf eine Wunde aufgebracht werden sollte, etwas Steriles ist, wickeln wir das Amputat in eine sterile Kompresse. Natürlich gelten hier dieselben Regeln wie in jeder Notfallsituation. Denn es gibt viele gute Regeln, die aber immer auch von theoretischer Natur sind. Im praktischen Falle müssen wir immer situationsangepasst handeln und so manchmal aus der Not eine Tugend machen. Dabei gilt, dass es immer besser ist irgendetwas zu tun, als jegliche Hilfe zu unterlassen. In unserem konkreten Falle heißt das hier also nun, dass, wenn kein steriles Material zur Hand ist, wir zum Beispiel ein Taschentuch nehmen, um ein Amputat abzudecken. Das ist besser als nichts und ein frisches, sauberes Taschentuch in annähernd keimfrei. Das erste ist also die keimfreie Abdeckung, dann stecken wir das Amputat in eine leere Plastiktüte und verschließen diese oben fest. Am besten luft- aber auf jeden Fall wasserdicht. In dieser ersten Tüte befindet sich also nichts außer dem zu versorgenden Amputat. Diesen Beutel stecken Sie nun in einen weiteren Plastikbeutel, der mit einem

Kühlelement gefüllt ist. Im Idealfalle sollte das Eiswasser, also Wasser mit Eiswürfeln, sein. Sind diese, was durchaus vorkommen kann, nicht greifbar, reicht uns natürlich auch kaltes Wasser, was selbstverständlich besser kühlt als gar nichts.

Wichtig dabei ist lediglich, dass das Amputat auf keinen Fall mit Wasser in Verbindung gerät. Stellen Sie sich vor Sie steigen nach einem langen Tag in die Badewanne. Was passiert mit Ihrer Haut, speziell und am auffälligsten an den Fingerkuppen? Die Haut schrumpelt. Was passiert wenn Sie die Wanne nach einiger Zeit verlassen? Die Haut „entschrumpelt". Genau das passiert auch mit unserem Amputat. Das Gewebe weicht auf und macht ein erneutes Anbringen (auf „Schlau": Replantation) an den Körper unmöglich. Ein Amputat darf also niemals mit Wasser in Berührung kommen. Das bedeutet für uns natürlich auch, dass der direkte Kontakt mit Eis dringend vermieden werden muss. Der Grund dafür ist, klar, dass auch Eis irgendwann wieder zu Wasser wird, aber es gibt auch einen weiteren Grund. Stellen Sie sich vor Sie legen ein frisches Stück Fleisch, das Sie soeben gekauft haben, aber erst später verzehren möchten, in den Eisschrank ohne es einzuwickeln, also vor der Kälte zu schützen. Dabei entsteht in der Terminologie, der Fachsprache, der Werbung „Gefrierbrand". Auch dieses Phänomen, ähnlich einer Verbrennung, verhindert die erneute Replantation. Sollten Sie gar keine Möglichkeit haben ein Amputat kühl zu lagern, sollte es aber auf jeden Fall keimfrei eingepackt werden. Gekühlt kann eine Replantation auch nach etlichen Stunden noch möglich sein.

5.4. Fremdkörper in der Wunde
Nicht immer werden blutende Verletzungen nur dadurch hervorgerufen, dass es zu Schnitten kommt. Auch besteht die Möglichkeit, dass ein Gegenstand in den Körper eindringt und

stecken bleibt. So haben wir es nun mit einem Fremdkörper zu tun, der in den Körper eingedrungen ist und eine Verletzung verursacht hat. **Was müssen wir mit diesem Fremdkörper machen?** Dabei gibt es lediglich eine Regel zu beachten, denn ein Fremdkörper verbleibt immer (immer immer immer immer) in der Wunde.

Warum das so ist, können wir uns sehr schnell herleiten. Etwas, das in den Körper eindringt, verletzt damit nicht nur die äußeren, sichtbaren Strukturen, also letztlich die Haut sowie das darunter liegende Fett und eventuell Muskeln. Unter diesen Schichten befinden sich noch viele andere natürliche Strukturen, die nicht ersichtlich sind. So kann es sein, dass ein Fremdkörper ein Blutgefäß oder ein Organ verletzt. Der Vorteil für uns daran ist es, dass der eindringende Fremdkörper den Stichkanal automatisch wieder verschließt, nachdem er eingedrungen ist. Mögliche Verletzungen an Gefäßen werden so wieder etwas verschlossen. Der rasche Blutverlust ist gestoppt. Entfernen wir diesen Fremdkörper nun aus der Wunde kann es zu einer Öffnung der Wunde kommen, die einen enormen Blutverlust nach sich zieht. Aus diesem Grunde verbleiben Fremdkörper grundsätzlich in der Wunde und werden erst im Krankenhaus entfernt. Hier besteht nämlich die Möglichkeit sich anhand von bildgebenden Verfahren wie dem Röntgen den Verlauf des Fremdkörpern anzuschauen und tiefer liegende Verletzungen früh zu erkennen.

Was können wir also tun? Unsere Aufgabe bei einer solchen Verletzung besteht darin den Fremdkörper leicht abzustützen. Die kann dadurch geschehen, dass man zwei Verbandspäckchen um den Fremdkörper legt, um ihn in seiner Position zu halten. Bekommt er nämlich Bewegungsfreiheit kann es passieren, dass sich die Wunde weiter vergrößert. Die wichtigste Regel für uns aber ist hier, dass Fremdkörper immer in der Wunde verbleiben.

6. Vergiftungen

Neben den oben angesprochenen Blutungen sind auch Vergiftungen eine recht häufig vorkommende Situation durch die wir in die Situation gelangen können eine Notfallversorgung vornehmen zu müssen.

Womit kann man sich alles vergiften? Hier fallen Ihnen sicherlich zahlreiche Möglichkeiten ein. Die Vergiftung durch giftige Tiere, durch Pflanzen, durch Rauch, durch Medikamente und Drogen. Aber vielleicht auch die Blutvergiftung. Hierbei handelt es sich allerdings nicht um eine klassische Vergiftung, denn das Blut ist ja das *was* vergiftet wird und nicht *mit dem* vergiftet wird. Die häufigste Art der Vergiftung allerdings ist die mit Dingen, die immer griffbereit sind, nämlich mit Haushaltsreinigern. Hier betroffen sind im ersten Falle Kinder, die in ihrem Erforschungsdrang Vieles an den Mund führen. Bei Erwachsenen kommt es wohl seltener vor, dass sie einen ordentlichen Schluck Toilettenreiniger nehmen, um den Geschmack zu testen. Wir sehen also, dass viele Vergiftungen schon dadurch unmöglich gemacht werden könnten, indem Haushaltsreiniger so gelagert werden, dass es Kindern unmöglich ist sie zu erreichen und sie nach der Benutzung direkt wieder an diesem sicheren Platz deponiert werden.

6.1. Haushaltsreiniger

Was können wir nun tun wenn es aber doch zu einer Einnahme von Haushaltsreinigern gekommen ist? Hier müssen wir erst einmal die verschiedenen Arten der möglichen Reiniger unterscheiden. Immer im Haushalt sind Geschirrspülmittel. Sind diese wohl giftig? Wir können uns vorstellen, dass dieser Teil der Reiniger wohl eher nicht giftig ist. Wer würde wohl sein Geschirr, von dem er später wieder essen wird, mit etwas behandeln, das eine Vergiftung hervorrufen kann? Diese Reiniger neigen allerdings dazu Blasen zu bilden. Das sieht höchst wahrscheinlich sehr lustig aus, kann aber zu einer Panikreaktion führen. Deshalb ist es wichtig in einem solchen Falle keine Flüssigkeit zuzuführen, da dies die Blasenbildung nur steigern würde. Wie jede Vergiftung ist auch diese Vergiftung ärztlich untersuchen zu lassen, auch wenn mit Folgen nicht gerechnet werden muss.

Eine weitere Gattung der Haushaltsreiniger sind die mit denen man tatsächlichen Unrat wie Urinstein oder Kalk entfernen möchte. Diese scharfen Reiniger sind immer sauer und damit ätzend. Hier gilt es als erstes zu beachten, was wir nicht tun sollten. Viele von Ihnen werden den Rat von Menschen älterer Generation kennen, der besagt, dass bei Vergiftungen immer Erbrechen hervorgerufen werden muss. **Ist dieses Vorgehen wirklich richtig?** Was passiert nämlich, wenn eine Säure ihren Weg zum Magen nimmt? Sie passiert als erstes die Speiseröhre. Da Säuren ätzen, ruft sie hier schwere Verletzungen hervor. Was passiert, wenn wir einen Vergifteten nun dazu bringen die Säure zu erbrechen? Sie nimmt denselben Weg über die Speiseröhre zurück und führt erneut Verletzungen herbei. Ein Erbrechen ist also nicht wünschenswert. Können wir es nicht verhindern, weil der Vergiftete von sich aus erbricht, so können wir dagegen schwerlich etwas tun, künstlich sollten wir Erbrechen aber nie hervorrufen, da es viel mehr schadet, als es Nutzen bringt.

Auch andere scheinbar kluge Ideen sollten wir im Umgang mit einem Vergiftungsopfer immer außer acht lassen. So könnte man auf die Idee kommen eine Säure zu neutralisieren. Viele von uns haben im Chemieunterricht gelernt, dass man eine Säure mit einer Lauge unschädlich machen kann. Das ist zwar richtig, aber dabei kommt es auf die richtige Konzentration an, die wir nicht kennen können. Selbst wenn man diese Konzentration zufällig richtig trifft ist eine Säure-Base Verbindung immer eine exotherme Reaktion. Das bedeutet, dass dabei Wärme entsteht. Diese verletzt den Vergifteten nur noch mehr.

Was können wir nun tun um bei so einem Vergiftungsunfall zu helfen? Anders als bei blasenbildenden Mitteln können wir hier nun Wasser dazugeben. Eine Säure verdünnt sich, wenn Wasser hinzu gegeben wird und verliert so etwas ihrer ätzenden Wirkung. Es ist also immer ratsam, sollte der Vergiftete in der Lage sein Flüssigkeit zu sich zu nehmen, ihm diese auch zuzuführen.

Wie weiter oben bereits angesprochen können wir keine Art von Vergiftung behandeln ohne schnellst möglich einen Arzt zu konsultieren. Eine Vergiftung muss immer im Krankenhaus behandelt werden. Eine sinnvolle Unterstützung dabei ist es schon vor dem Transport zum Arzt die Giftnotrufzentrale zu kontaktieren. Nummern dazu finden Sie im Anhang dieses Buches.

Eine weitere Aufgabe, die sich uns beim Umgang mit Vergiftungsunfällen stellt ist die, immer eine Probe dessen, womit vergiftet wurde sicher zu stellen, um so schnell wie möglich eine passende Behandlung einleiten zu können. Im Falle einer Vergiftung mit Haushaltsmitteln heißt das nichts anderes, als die Flasche, aus der etwas getrunken oder geschluckt wurde, mit ins Krankenhaus zu nehmen. Ist der der Fall nicht ganz so klar, hat sich ein Kind zum Beispiel mit einer Pflanze vergiftet und wir können nicht mehr nachvollziehen, welche es genau war, so müssen wir eine Probe von eventuell auftretendem Erbrochenem sichern. Dies birgt die Möglichkeit im Krankenhaus schnell herauszufinden, womit vergiftet wurde und damit auch die Chance schnell reagieren zu können.

6.2. Seltene Tiere

In Deutschland gibt es keine giftigen Tiere in freier Wildbahn die dem Menschen lebensgefährdent zu nah kommen könnten. Zwar gibt es auch hier einige frei lebenden Schlangenarten, keine davon aber ist in der Lage dem Menschen wirklich gefährlich zu werden.

Dennoch halten sich viele Menschen als Freizeitbeschäftigung Tiere mit potenziell tödlichen Giften in der Wohnung. Am Verbreitetsten sind wohl giftige Schlangen, Spinnen und Skorpione.

Viel Arten dieser Tiere besitzen ein Gift das, durch Biss oder Stich, injiziert, also eigebracht, in den menschlichen Körper in der Lage ist eine tödliche Vergiftung hervorzurufen. Sie können sich nun vorstellen dass bei einem solchen Biss eine effektive Hilfe nur durch ein jeweiliges Gegengift gewährleistet werden kann das im Krankenhaus verabreicht werden muss.

Was können wir als Erstversorger im Falle eines Tierbisses tun? Auch hier müssen wir uns zuerst einmal überlegen was wir nicht tun dürfen. Aus einem zurückliegenden Kapitel wissen wir bereits dass niemals etwas abgebunden werden sollte. Dieses Grundsatz bleibt natürlich auch hier bestehen. Zum einen schädigt Abbinden das Gewebe, in unserem vorliegendem Falle kommt noch hinzu, dass ein Abbinden bei Bissverletzungen ziemlich sinnlos erscheint. Denn das Blut zirkuliert mit mehreren Metern pro Sekunde im menschlichen Körper. Kommt es nun zu einem Biss ist das Gift über die Blutbahn sehr schnell im gesamten Organismus verteilt. Bis wir nun unsere Abbindevorrichtung in Form einer Schnur oder einer Binde in Position gebracht haben, hat das Blut bereits den gesamten Körper durchströmt, die Abbindung wird also nutzlos.

Weiter sollte auch eine Bissstelle niemals ausgesaugt werden. Diese Technik kennen viele von uns aus Western oder Actionfilmen in denen sich der Held einen Biss selber aussaugt oder dies von seiner schönen Begleiterin besorgen lässt. Nach einem kurzen Ausspucken ist die Sache dann wieder im Griff. Wir haben aber nun schon häufig gesehen, dass das Fernsehen uns in punkto erster Hilfe nicht allzu viele hilfreiche Tipps mit auf den Weg gibt. Dies ist auch hier der Fall. Wie bereits angesprochen bewegt sich das Blut mit etlichen Metern pro Sekunde durch den Kreislauf. Bis wir nun die Bissstelle mit dem Mund umschlossen haben und anfangen zu saugen ist auch hier schon der gesamte Körper mit Gift versorgt. Das Aussagen ist aber nicht nur sinnlos, sondern auch gefährlich. Es besteht die Gefahr, dass verbliebene Giftreste, die sich um die Bissstelle herum angelagert haben, durch die Schleimhäute des Mundes aufgenommen werden und wir uns als Helfer so auch, vielleicht lebensgefährlich, vergiften.

Was aber können wir nun bei einer Vergiftung nach eine Tierbiss tun, um dem Gebissenen zu helfen? Zuerst kann man die Bisswunde oberflächlich reinigen (→ nicht desinfizieren) und, wie bei allen offenen Wunden, steril abdecken. Dieses Abdecken hat den weiteren Vorteil, dass der Verletzte die Bissspuren nicht ständig im Blick haben muss und so eine Panik verhindert werden kann. Darüber hinaus ist es dringend erforderlich die gebissene Person ruhig zu stellen. Denn je mehr Bewegung des Opfers wir zulassen, desto schneller verteilt sich das Gift im gesamten Körper. Das Opfer sollte also dringend ruhig gestellt werde. Zusätzlich ist eine Beruhigung der Person sehr wichtig. Sehr wenige Tierbisse verlaufen heute noch tödlich und selbst Giftschlangen geben nicht bei jedem Biss Gift ab. Auch durch die Beruhigung des Opfers können wir erreichen, dass die Giftverteilung verlangsamt wird.

Natürlich ist es bei einem Tierbiss ratsam die bereits angesprochene Giftnotrufzentrale telefonisch zu kontaktieren.

Anhang

Nachwort

Hier endet nun unsere gemeinsame Zusammenarbeit. Wie bereits am Anfang dieses Buches erwähnt stellt es keinen Anspruch auf Vollständigkeit der vorgeschriebenen Kursinhalte. Zum letzten

Thema „Vergiftungen" wären noch einige Themen zu klären. Wichtig erscheint mir dabei häufig das Thema der Vergiftungen durch Alkohol, denn die Besucher eines LSM-Kurses befinden sich häufig in einer Altersgruppe in der Alkoholvergiftungen oft vorkommen. Meine Erfahrungen zeigen, dass die Aufklärung darüber *was* Alkohol im Körper erreicht und *wie* er explizit wirkt, häufig einen sensibleren Umgang mit ihm hervorrufen kann. Die Herangehensweise an dieses Thema sei jedem Ausbilder selber überlassen.

Ich hoffe auf den vergangenen Seiten einen durchschaubaren Einblick in die mögliche Struktur eines Kurses der LSM gegeben zu haben. Auch würde ich mich freuen wenn dieses Buch Menschen dabei helfen kann vergessenes Wissen über die Maßnahmen der ersten Hilfe wieder auffrischen zu können. Vielleicht haben Sie beim Lesen ja bemerkt, dass Ihre Kenntnisse nicht mehr dem Stand entsprechen, dass Sie sich in einer Situation, in der Sie als Helfer agieren müssten, sicher fühlen könnten. Nutzen Sie diese Erkenntnis um vielleicht mal wieder einen Kurs zu besuchen. Auch wenn Sie nur zu einem Kurs vor Antritt des Führerscheins verpflichtet sind, so sind Sie doch nach dessen Erhalt über viele Jahrzehnte hinweg Teilnehmer am Straßenverkehr. Bieten Sie sich und denen Sie vielleicht Hilfe leisten müssen die Chance eine Notfallsituation sicher zu beherrschen. Schon die kleinsten Kenntnisse können im Zweifelsfalle ein Leben retten. Darüber hinaus bietet es Ihnen einfach Sicherheit zu wissen eine Notfallsituation bewältigen zu können.

Auch wenn ein Kurs Sie fast einen ganzen Tag beschäftigt, ein Tag alle fünf oder zehn Jahre hat noch niemanden getötet, vielleicht aber zahlreiche Leben gerettet.

Vor allem hoffe ich Sie hatten Spaß bei der Lektüre des Buches und beim Erlernen des „kleinen 1x1" der ersten Hilfe.

All denen, die das Buch nutzen um sich selber auf die Durchführung von Kurses vorzubereiten kann ich nur mit auf den Weg geben einen Kurs nie wie den anderen zu gestalten. Erarbeiten Sie sich ein Grundgerüst, das muss sein um einen Kurs leiten zu können, aber nutzen Sie auch die Chance individuelle Fragen der Teilnehmer zu beantworten und geben Sie auch auf sinnlos erscheinenden Fragen ein feed-back. Für viele Teilnehmer ist der LSM-Kurs der erste Kontakt zu Themen wie Krankheit und Tod. Nutzen Sie ihre Chance Menschen die Angst vor einem Notfall zu nehmen, zeigen Sie auf, dass jede Hilfe immer besser ist als gar nichts zu tun. Dabei sollte man nicht den Moralapostel spielen, sondern gezielt an Beispielen zeigen wie einfach es ist effektiv zu helfen.

Sehr gerne würde ich Ihre Rückmeldung zu diesem Buch hören. Auch Anregungen oder Kritiken würden mich sehr freuen!!!

Scheuen Sie sich nicht und schreiben Sie mir unter:

LSMCP@WEB.DE

Mein besonderer Dank gilt:

Maria Neugebauer

Rolf und Monika Palmert

Gerhard Prüfer

Renate Prüfer

Manuela Titz

Johannes Wahl

und

Dr. Horst Kopp

Und allen die sich für das Erscheinen meines Buches eingesetzt haben!

Wichtige Telefonnummern

Notruf Deutschland:

Feuerwehr/Rettungsdienst   112

Polizei   110

Sperr-Notruf (Kreditkarten, etc)   116 116

Telefonseelsorge   0800-1110111   oder
1110222

Notruf Österreich/Schweiz/Italien/Spanien:

Feuerwehr/Rettungsdienst/Polizei 112

Notruf Griechenland:

Feuerwehr   199

Rettungsdienst   166

Polizei   100

Notruf Türkei:

Feuerwehr   110

Rettungsdienst   112

Polizei   155 153

Notruf Vereinigtes Königreich:

Feuerwehr/Rettungsdienst/Polizei 999

Notruf USA:

Feuerwehr/Rettungsdienst/Polizei 911